Proyecto de intervención educativa en

Podología

Nereida Blanco Rovira

Edición: 2018
ISBN: 978-84-948499-0-9
URL: https://goo.gl/FycgQk
Depósito legal: MU 307-2018
Impreso en España

Diseño de portada: Ant. Pascual Rodríguez Grau
Maquetación interior: Mª Teresa Piqueras Devesa
Imagen de portada: Susana Domingo
Edita: PROYECTO EDUCA
www.proyectoeduca.net

ÍNDICE

A mi hijo Pablo, por ser el motor de todo.

A mi pareja, Salva, por su enorme paciencia, su apoyo incondicional, comprensión, su amor, así como sus consejos informáticos.

A mi amigo de la infancia, Alberto Martín Briz, brillante médico y dibujante. Sin su ayuda no podría haber materializado una parte fundamental de esta obra ni plasmar lo que quería transmitir.

A mi amiga del cole, Susana Domingo, por esas preciosas fotografías donde se refleja todo el arte de esa gran fotógrafa y artista que es.

A toda mi familia, amigos y seres queridos que me apoyan y apoyarán en todas mis aventuras, a los que están y a los que no.

1. Introducción

Actualmente se considera que la educación sanitaria es una de las actividades fundamentales para la promoción de la salud de la población, por lo cual ha de ocupar una posición prioritaria en las intervenciones del sistema sanitario y educativo.

Cualquier intervención educativa tendrá que partir necesariamente de los intereses inmediatos y vitales de la persona por muchos mensajes que se lancen, o incluso modelos positivos que se ofrezcan, si la persona a la que va dirigido el mensaje no está interesada en la cuestión, no habrá cambio comportamental.

En Podología es de especial importancia tratar la mayoría de las afecciones lo antes posible, ya que el pronóstico va a depender de la prontitud con la que tengamos el diagnóstico y el tratamiento. La gran mayoría de trastornos en edad infantil pueden corregirse, y cuanto antes iniciemos en tratamiento más eficaz y rápido, dado que la cantidad de cartílago es mayor.

En España es escasa la tradición de evaluación de las intervenciones educativas en promoción de la salud basada en estrategias de educación para la salud de personas adultas, lo que hace difícil saber en qué consiste la buena práctica en este campo. Por ello se han desarrollado estudios de intervención con una doble función metodológica:

1) Aplicar modelos y técnicas en intervención educativa en salud.
2) Desarrollar estrategias y técnicas de evaluación del impacto y los resultados de las intervenciones.

Hay tres componentes principales de las iniciativas de educación sanitaria y promoción de la salud basada en la evidencia: su fundamento en un modelo teórico sólido, el tener un contenido definido y repetible, y el lograr una eficacia conocida y relevante.

Decidí realizar una obra de esta índole por interés personal como entusiasta de la educación para la salud que soy y podóloga. Me planteo desde hace tiempo por qué los podólogos no consiguen estar tan presentes en la educación escolar como la educación bucodental entre otras ni conseguir el mismo rigor e importancia que esta.

En esta obra, a través de la charla a los padres, considero que se educa también a los hijos, ya que estos actúan en las primeras edades por imitación. Los padres son su vector de transmisión de conocimientos, más mediante sus actos que con sus palabras. El interés de este estudio está orientado a mejorar la salud del pie en la edad escolar, debido a que la patología podológica que no se trate en la edad escolar generará graves desequilibrios en la etapa adulta. Se pretende llegar a los niños a través de sus padres involucrándoles directamente en la prevención y educación de la salud podológica.

Tras averiguar los conocimientos e intereses de los padres sobre la salud podológica de sus hijos mediante una encuesta de autocumplimentación, se ha desarrollado una charla educativa para que conozcan los signos y síntomas que tienen que detectar para acudir al podólogo, cuando deben de acudir a revisiones, y de paso dar a conocer más nuestra figura en sociedad. Insistí en la encuesta en el tema a tratar y el tiempo de duración para acertar y no aburrir a mi público y conseguir mi objetivo que es llegar a ellos y concienciarles y contagiarles mi entusiasmo por la Podología y de lo importante que es esta en el día a día de sus hijos y que la prevención de la enfermedad en edades tempranas cura muchos males futuros.

A través de un díptico que se divulgará en el colegio (con el permiso pertinente del mismo) en el que consta lugar, fecha, hora de la charla y temas a tratar se citará a los padres y madres de los niños en edad escolar. También se ha hecho un folleto tipo cómic con un apartado de colorear para los niños para que la información les llegue también a estas e ir concienciándoles y sensibilizándoles desde edades tempranas, poco a poco de lo importantes que son nuestros pies.

A modo de reflexión, creo que los podólogos tenemos que trabajar y luchar mucho para conseguir llegar a toda la población ya que la Podología abarca desde el nacimiento hasta la senectud , y la educación para la salud es una gran herramienta para acceder a las personas de todas las edades como prevención y marketing de la Podología.

"Maravilloso instrumento, vigoroso y sensible, estable, preciso y rápido, el pie nos lleva y nos mueve".

Jean Lelièvre

2. Historia

He tenido la suerte de realizar este estudio podológico para la intervención educativa en los colegios y centros académicos en la ciudad donde resido: Puerto de Sagunto.

Sagunto, capital de la comarca del Camp de Morvedre, está situada al norte de la provincia de Valencia, a los pies de un cerro de la Sierra Calderona. La superficie del término municipal es de 135,5 km2.

La ciudad está comprendida por dos núcleos urbanos: Sagunto-Ciudad, situada entre el monte del Castillo y el río, y el núcleo de Puerto de Sagunto, desarrollado entre el llano litoral, junto al Mediterráneo.

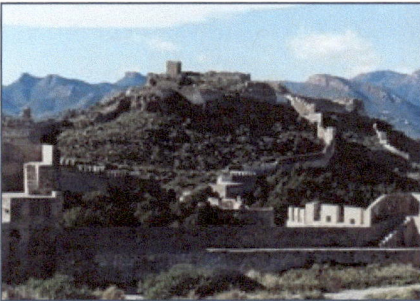

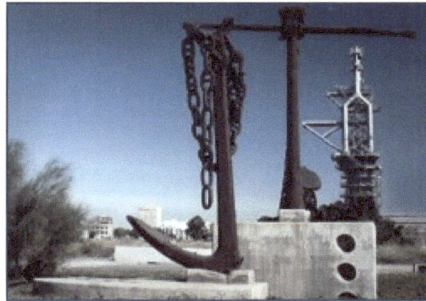

En Sagunto confluyen dos ejes importantes de comunicaciones; el que parte hacia el interior -Aragón y norte de España- y el que comunica Cataluña con Andalucía, atravesando toda la Comunidad Valenciana.

El litoral saguntino se extiende a lo largo de 13 km de playas de fina arena y aguas limpias y transparentes.

El clima es mediterráneo, con veranos templados e inviernos con temperaturas moderadas, y suaves primavera y otoño, estaciones donde se producen las precipitaciones.

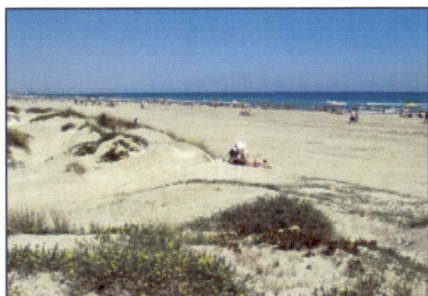

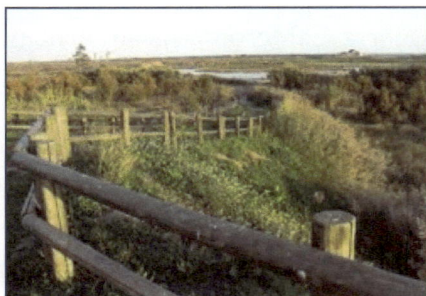

En el crecimiento demográfico ha influido poderosamente la inmigración de gentes de procedencia diversa, en su mayoría de Aragón y Castilla, situándose la población actual próxima a los 70.000 habitantes.

Actualmente, Sagunto, con sus dos núcleos urbanos, constituye un puntal en el sector económico de la Comunidad Valenciana, y el segundo en cuanto a población de la provincia de Valencia, después de capital.

Sagunto, situada en un lugar estratégico desde el punto de vista geográfico, es una ciudad cuya importancia histórica se manifiesta a través de sus más de dos mil años de existencia, así como por la conservación de grandes manifestaciones artísticas y culturales, que se corresponden con las diferentes culturas de los pueblos que en ella se asentaron y perduraron a lo largo de los siglos.

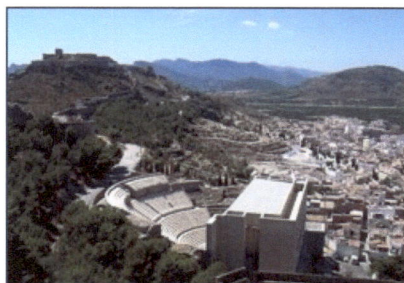

En los primeros años de la década de los ochenta, a raíz de la reconversión industrial en el sector siderúrgico y el posterior cierre de la fábrica de Altos Hornos del Mediterráneo, base fundamental de su producción industrial, Sagunto es declarada Zona de Preferente Localización Industrial, que supondrá la diversificación de su tejido productivo, en el que destacan los sectores de construcción, químico, metalúrgico, vidrio y alimentación. Actualmente, Sagunto, con sus dos núcleos urbanos, constituye un puntal en el sector económico de la Comunidad Valenciana, y el segundo en cuanto a población de la provincia de Valencia, después de la capital.

3. La salud y sus determinantes

La definición de salud ha de ser el punto de referencia para justificar nuestras actuaciones, nuestros consejos, nuestras propuestas, y en definitiva, nuestra actividad como profesional de la salud.

La salud es un proceso de adaptación. Designa la capacidad para adaptarse a los diferentes entornos, para crecer y envejecer, para curarse cuando se está enfermo y para esperar pacíficamente aquello que no tiene remedio.

A lo largo de la historia, la salud se ha venido definiendo como "la ausencia de enfermedad e invalideces", definición que no se sostiene en la actualidad.

Hasta mediados del siglo XX no se empieza a entender la salud desde puntos de vista más positivos. En 1946, La Organización Mundial de la Salud (OMS), en su Carta Magna Constitucional, la define como "el estado completo de bienestar físico, mental y social y no solamente la ausencia de enfermedades o afecciones". Esta definición es muy subjetiva ya que como dice Milton Terris existen diferentes grados de salud-enfermedad y define la salud como "un estado de bienestar físico, mental y social, con capacidad de funcionamiento y no únicamente la ausencia de enfermedad o de afecciones".

Tras los estudios de Lalonde (1974) y Dever (1976) se convocó en 1978 la Conferencia Internacional de Alma-Ata (OMS 1978), que otorgó a la atención primaria el protagonismo de los cambios de las nuevas políticas sanitarias que se deberían llevar a cabo. Se sugirieron los siguientes ejes de actuación:

– La participación de la población en la resolución de problemas de salud.
– La colaboración de profesionales no estrictamente sanitarios que pudieran ayudar a entender y resolver las verdaderas causas que provocaban la enfermedad y la muerte de las personas.

3.1 ¿Qué es la educación para la salud (EpS)?

La Conferencia de Ottawa (OMS 1986) originó el nacimiento de la promoción de la salud y juntamente con la Declaración de Yakarta (OMS 1997) han puesto de manifiesto las nuevas estrategias para conseguir determinados prerrequisitos para la salud .que incluyen la paz, adecuados recursos económicos y alimenticios, vivienda, un ecosistema estable y un uso sostenible de los recursos.

15

Como forma de desarrollar estas estrategias se promovió desde la OMS, a principios de la década de los ochenta, el lema "Salud para todos en el año 2000" (OMS 1977), que ha servido durante casi veinte años como referencia para los países miembros para el desarrollo de políticas de salud.

Actualmente el documento "Salud 21. Salud para todos en el siglo XXI" (OMS 1998) propuesto por la Región europea a instancias de la OMS, da continuidad a las metas planteadas modificando algunas de ellas, con el fin de garantizar el objetivo común que es la consecución de un nivel de salud que permita llevar a todas las personas a desarrollar una vida social y económicamente productiva.

Se han dado muchas definiciones de EpS, pero la mayoría de ellas coinciden en que se trata de procesos y experiencias de aprendizaje con la finalidad de influir positivamente en la salud. Miguel Costa la define como "un proceso planificado y sistemático de comunicación y enseñanza-aprendizaje orientado a hacer fácil la adquisición, elección y mantenimiento de prácticas saludables y hacer difíciles las prácticas de riesgo".

La EpS tiene las siguientes características:

- Es un proceso paralelo a cualquier otra intervención sanitaria y/o educativa.

- Es un conjunto de aprendizajes que contemplan tres aspectos diferentes:
  - Información
  - Desarrollo de actitudes positivas
  - Promoción de hábitos y comportamientos saludables
- Ha de promover la responsabilidad individual y colectiva para la toma de decisiones a través de análisis de las alternativas y sus consecuencias.
- Debe aumentar la capacidad de interrelación.

La EpS tiene la finalidad global de influir positivamente en la salud. Este propósito ha orientado cuantos objetivos se han planteados históricamente, la prevención de la enfermedad primero y la capacitación y promoción de la salud después.

El objetivo que la EpS en la escuela debe proponerse alcanzar es el desarrollo de un creciente interés por la salud como un valor individual y social, que permita una adecuada calidad de vida a través del conocimiento y la comprensión de la relación directa entre las condiciones del medio, las socioculturales y las conductas individuales.

3.2 Promoción de la salud

La primera conferencia internacional sobre promoción de la salud, celebrada en Ottawa en 1986, dio lugar a la famosa Carta de Ottawa, que incorpora el concepto de promoción de la salud, donde afirma: "La promoción de la salud es el proceso de capacitar a la población para que aumente el control sobre su propia salud y la mejore. Para alcanzar un estado completo de bienestar físico, mental y social, un individuo o grupo debe ser capaz de identificar y realizar sus ambiciones, de satisfacer sus necesidades y de cambiar el ambiente o adaptarse a él".

Se sabe que una parte importante de los problemas de salud que padece la sociedad actual son imputables al modo de vivir de las personas. Diversas enfermedades tienen relación directa con diferentes hábitos (alimenticios, actividad física, tabaco...). Muchas de estas conductas se adquieren en la infancia o en la adolescencia, implantándose de tal forma que tratar de cambiarlas posteriormente resulta difícil.

De ahí la importancia de ofrecer desde el primer momento la oportunidad de capacitar y educar a las personas favoreciendo y desarrollando actitudes y conductas saludables y dificultando las que son nocivas.

3.3 Marketing y marketing educativo

El marketing es una herramienta de doble filo. Lamentablemente ha sido, en ciertas ocasiones, utilizado para responder a intereses mezquinos que solo han generado malestar y desilusión en el público.

Pero si se orienta a responder a las necesidades sociales, desde la idea de creación de bienestar, y se desarrolla con un criterio ético, al servicio de la persona como principio y fiel de su esencia, el marketing se convierte en un aliado valioso.

Entendemos marketing educativo como el proceso de investigación de las necesidades sociales, para desarrollar servicios educativos tendientes a satisfacer, acordes a su valor percibido, distribuidos en tiempo y lugar, y éticamente promocionados para generar bienestar entre los individuos y las organizaciones.

Existen varios tipos de marketing:

1) Marketing mínimo: es aquel que se aplica a los servicios profesionales, sujeto a códigos de ética de sus colegiaturas, cuyos grados de libertad para promocionarse son escasos e indirectos.

2) Marketing equilibrado: aplicable a instituciones educativas, organizaciones de la salud y entidades sin ánimo de lucro,

cuyas acciones promocionales deben alejarse de un sentido mercantilista que es sancionado por la sociedad.

Marketing comercial: es aquel que desde su propia actividad mercantilista pretende influir en las decisiones de los consumidores.

3.4 Ámbitos de actuación en educación para la salud

A nivel primario

Contexto escolar: los/las niños/as, adolescentes y jóvenes tienen una gran capacidad para aprender y asimilar los hábitos que les conducirán hacia un estilo de vida saludable. Hay que aprovechar esta capacidad, que es el objetivo de los programas de educación para la salud que pueden realizarse en el centro educativo. Es conveniente que estas actividades estén enmarcadas dentro del propio currículo escolar. La planificación, metodología y evaluación serán similares a cualquier programa de intervención, siendo los medios y métodos los que se adecuarán a edades de la población. Así los juegos, las marionetas o el teatro se convierten en la mejor manera de incidir en esta población para mejorar sus hábitos y conductas relacionadas con su salud.

Razones que hacen de la escuela un contexto idóneo para EpS:

- Garantiza la accesibilidad y la continuidad de las acciones de salud durante mucho tiempo.
- Garantiza la receptividad o vulnerabilidad ante las actividades educativas al acceder a los niños desde edades muy tempranas.
- Permite la confluencia simultánea y ordenada de escenarios e influencias relevantes en la vida de los niños.
- Garantiza el apoyo social de los valores y prácticas de salud aprendidas al contar con el apoyo y aceptación del grupo de iguales.
- Permite ubicar la EpS en una perspectiva de desarrollo integral de los niños.

Una escuela promotora de salud es aquella que proporciona unas condiciones óptimas para el desarrollo emocional, intelectual, físico y social de los alumnos. Se trata de promover, fomentar y permitir la adquisición de habilidades personales y sociales, que conduzcan a crear valores y actitudes positivos hacia la salud, desde la propia capacidad de toma de decisiones personales, la participación y la igualdad, acorde siempre con el desarrollo intelectual, físico y mental del niño.

Es muy importante la EpS en las escuelas por tres motivos fundamentales:

1) Porque los escolares se encuentran en un momento activo del crecimiento y desarrollo en todos los sentidos.

2) Por considerar que abarcamos un grupo numeroso de población.

3) Porque los niños están inmersos en un programa de educación, en el seno de una comunidad, la escuela. Sin olvidar a l maestro como agente fundamental en la Educación para la Salud escolar.

Contexto laboral: el mundo laboral concentra, en muchas ocasiones, un gran número de personas en un mismo lugar de trabajo, lo que facilita las acciones de promoción y prevención. También la existencia de riesgos específicos derivados de las actividades que se realizan en el puesto de trabajo justifican actuaciones de educación para la salud encaminadas a evitar que esos riesgos provoquen accidentes de trabajo o enfermedades profesionales. La utilización de folletos educativos, sesiones informativas y el trabajo con grupos reducidos son los recursos más utilizados para las intervenciones educativas.

Contexto comunitario: las actividades de EpS en la comunidad deben ir encaminadas hacia la participación de la población en el estudio de la realidad y la identificación de los problemas de salud. De forma planificada y con la metodología adecuada se deben programar intervenciones que faciliten la realización de comportamientos saludables e inculquen hábitos positivos que mejoren su nivel de salud y en consecuencia su calidad de vida.

A nivel secundario y terciario:

- Atención domiciliaria: las charlas informativas, en pequeños grupos o las instrucciones escritas con el soporte de carteles o folletos serían los medios y métodos más idóneos.
- Atención primaria: una buena planificación y metodología de actuación basada en el estudio individualizado de cada paciente es la mejor manera de realizar actividades educativas con éxito en la consulta.
- Atención hospitalaria: la utilización de videos, folletos informativos y carteles sensibilizadores, así como el contacto del personal con el paciente serán los medios y métodos más apropiados para llevar a cabo la EpS en el hospital.

EpS en los medios de comunicación: tienen la capacidad de aumentar el nivel cultural de la población y estimar la opinión pública ante un problema concreto.

Por ello, es necesario la formación de profesionales dedicados a la salud en campos como la prensa escrita, radio, televisión y cine. Por otra parte, una correcta información de los profesionales de salud en los medios de comunicación evita la desinformación, las alarmas injustificadas y los errores en materia de salud.

Un escenario principal para la EpS es la familia, ya que en ella se tejen muy tempranamente los hábitos, costumbres y rutinas de salud y también los riesgos y condiciones de inseguridad.

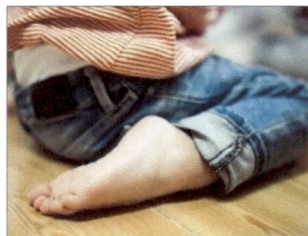

Cuanto más pequeños son los niños, más vulnerables son las influencias del entorno, de ahí la importancia para la educación y promoción de la salud. La competencia parenteral para la crianza a través del entrenamiento y la capacitación ha sido una de las estrategias preventivas más utilizadas para asegurar que los niños crezcan y se desarrollen de manera saludable.

3.5 La prevención podológica en el escolar

En Podología es de especial importancia tratar la mayoría de las afecciones lo antes posible, ya que el pronóstico va a depender de lo precoces que sean el diagnóstico y el tratamiento.

La mayor parte de los trastornos que se observan en el pie infantil pueden corregirse, y cuanto antes se inicie el tratamiento mejor, pues el porcentaje de cartílago es mayor.

El objetivo principal para poder implantar un programa de promoción de la salud podológica en la población escolar, es promocionare la Salud podológica y prevenir las deformidades en los pies en la población escolar.

Para lograr este objetivo se marcan 2 etapas:

1) Detectar precozmente las patologías podológicas, describir el nivel de Salud podológica, conocer las patologías podológicas prevalentes así como identificar posibles factores relacionados.

2) Desarrollar las bases para realizar y evaluar actividades de Educación para la salud, determinadas por la información de la etapa anterior.

El Programa de Salud Escolar Podológica tiene un papel fundamental en el seguimiento del desarrollo del pie en la infancia y en la detección precoz de las alteraciones biomecánicas y dermatológicas que pueden interferir en la actividad diaria de la persona.

Así mismo, trata de impedir que se generen lesiones graves en la edad adulta que contribuyan a una pérdida de la calidad de vida y autonomía, y lleven a la aparición de discapacidad.

Los exámenes de salud podológica escolares contribuyen a prevenir y promocionar la salud infantil, no solo por el cribado de sus patologías que pueden pasar desapercibidas por el silencio de sus manifestaciones dolorosas en la infancia, sino también al proporcionar información valiosa para diseñar programas de atención más específicos después de conocer la prevalencia real, difícil de detectar únicamente por la demanda asistencial.

Teniendo en cuenta que toda la población española está escolarizada, la escuela es el lugar idóneo para realizar los programas de prevención podológica.

El trabajo del podólogo en la escuela debería incidir en:

Protección de la salud podológica escolar: incluye todas aquellas medidas preventivas que tienen por objeto vigilar y valorar el desarrollo normal de los pies y miembros inferiores y lograr detectar precozmente patologías podológicas. Para ello se debe realizar un examen de salud podológica a todo niño en edad escolar, con la misma periodicidad que se llevan los exámenes de salud habitualmente.

Fomento de la Salud Podológica: comprende todas las medidas que tienen como fin aumentar la salud de los pies, siendo la principal actividad realizar la Educación para la Salud.

Higiene del medio ambiente escolar que repercute en los pies: se incluye el ambiente físico, el mobiliario escolar, la higiene de los vestuarios y gimnasios para evitar el contagio de enfermedades transmisibles de los pies.

3.6 Patología podológica más frecuente en edad escolar

Las afecciones podológicas y de la extremidad inferior más comunes durante la infancia consisten o bien en desalineaciones referentes a la conformación de un esqueleto aun en desarrollo, o bien a las lesiones titulares de un tejido cartilaginoso sometido a la creciente presión del peso corporal.

Es por ello que en este tipo de pacientes sea necesaria la aplicación de un tratamiento físico complementario al ortopodológico, que actúe como tutor del desarrollo óseo del pie y la extremidad inferior, mediante el trabajo de las acciones musculares del miembro inferior.

Las afecciones podológicas más comunes en la infancia son las alteraciones estructurales del pie (pie plano valgo, clinodactilias y ante pie adductus), las alteraciones del ángulo de la marcha (marcha en rotación interna) y las osteocondrosis más frecuentes en el pie.

De los 3 a los 14 años las patologías que se manifiestan específicamente en estas edades son: las osteocondrosis de la apófisis posterior del calcáneo, osteocondrosis del escafoides. Las dermatoficias afectan sobre todo a adolescentes, pero aumenta su tasa de incidencia a los 10 años.

3.6.1 Alteraciones de la marcha en el niño

Un motivo de preocupación frecuente, en los padres, son las variaciones de la marcha, es decir que los niños caminen con los pies hacia dentro o hacia fuera.(21)

Viladot ha realizado la siguiente clasificación de alteraciones de la marcha:

Marcha en la anteposición de la cadera: el niño con una anteversión del cuello femoral, necesita realizar un movimiento de rotación in-

28

terna con l extremidad durante la marcha, lo que provoca que el niño camine con la punta de los pies mirando hacia adentro.

Marcha en luxación congénita de cadera: se caracteriza por oscilaciones laterales máximas del tronco. El paso se encuentra ensanchado, el ángulo ligeramente aumentado y la longitud disminuida.

Marcha en genu valgo: presenta un paso amplio y un poco cerrado acompañado de una traslación lateral del tronco a cada paso, para mantener alineado su Centro de Gravedad sobre la base de sustentación.

Marcha en genu varo: el niño presenta importante oscilación lateral. Debido a que el genu varo se acompaña de coxa vara y horizontalización del cuello, que debilita la acción del glúteo medio. Para compensarlo el niño se ve obligado a inclinar el tronco a cada paso.

Marcha en las dismetrías: pueden compensar durante la marcha de dos formas:

- Marcha con flexión de rodilla sana: en el lado más corto el choque de talón se realiza normalmente, pero no se acompaña de flexión de rodilla.
- Marcha con equino del pie afecto: la marcha discurre utilizando el antepié como un pilón amortiguador. El pie se apoya en el suelo por el antepié a lo largo de todo el periodo de

apoyo. La rodilla solo realiza una ligera flexión al inicio del periodo oscilante. En la extremidad más larga el contacto con el suelo se realiza con la planta, sin que exista el choque de talón clásico.

Marcha en el pie plano: en el pie plano de primer grado (en el que el apoyo del borde externo es superior a la mitad de la anchura del antepié) las fases de apoyo plantar son en la forma descrita como normal por los autores clásicos. En el pie plano de segundo grado (aquel que existe contacto del borde interno con el suelo, pero se mantiene la bóveda plantar). Según un estudio realizado por Rochera, hay una alteración sistemática de la tercera fase del apoyo plantar: el apoyo del borde externo es constante y existe una prolongación interna del apoyo posterior hacia delante.

En el pie plano de tercer grado (en el que la bóveda plantar desaparece completamente y la anchura del apoyo de la bóveda es igual al apoyo metatarsal) existe una alteración en la segunda fase (contacto total de la planta con el suelo) y en la tercera fase (la cabeza del astrágalo y el escafoides hacen prominencia en el borde interno del pie dando una huella igual a la del pie plano de cuarto grado. En el pie plano de cuarto grado (pie convexo), la anchura de apoyo es mayor en la parte central que en la metatarsal. La segunda y tercera fase están también alteradas y la huella plantar es igual a la del apoyo estática.

Marcha en pie cavo: lo más característico es la inversión del ritmo del paso, ya que el pie entra en contacto con el suelo por el antepié. En la segunda y tercera fase de apoyo, apoya por las cabezas metatarsales y el talón. El despegue se realiza de forma habitual. En este tipo de pie no existe nunca contacto por el borde externo con el suelo.

3.6.2 El pie plano-laxo infantil

Constituye una de las causas de consulta más frecuente. En muchas ocasiones se trata de "falsos pies planos" debidos a un aumento del panículo adiposo de la planta del pie. Otras veces, los padres refieren una marcha de puntillas, que en ocasiones es motivo de alarma familiar y que constituye un método espontáneo de corrección y tonificación de la musculatura.

De los 2-3 años hasta los 9-10 se trata generalmente de niños hiperlaxos, que con frecuencia presentan genu valgum y maniobras de Rotés positivas (hiperextensibilidad de codos, rodillas, pulgares, etc.). El aumento de la laxitud del ligamento interóseo y calcaneoescafoideo, o ligamento en "hamaca" hace que el astrágalo se deslice hacia abajo, hacia delante y hacia adentro, abriéndose el ángulo formado por los ejes mayores del cuerpo del astrágalo y calcáneo. En bipedestación, el niño tiene los pies en eversión y rotación externa, estando situado el eje de la pierna por dentro del dedo gordo. Con frecuencia durante la deambulación, el niño desvía el pie hacia adentro, realizando una marcha en rotación interna, que tiene un carácter compensador y que puede verse favorecida por un aumento fisiológico, hasta los 9 años de edad, de la anteversión del cuello femoral.

El tratamiento incruento consta de tres apartados que son, por orden de mayor a menor importancia: rehabilitación, calzado adecuado, plantillas ortopédicas. No debe iniciarse antes de los 2 o 3 años, tiempo suficiente para que se tonifique la musculatura del pie. Pero antes de iniciar cualquier tratamiento es conveniente realizar una radiografía en carga, para comprobar si existe realmente o no pie plano.

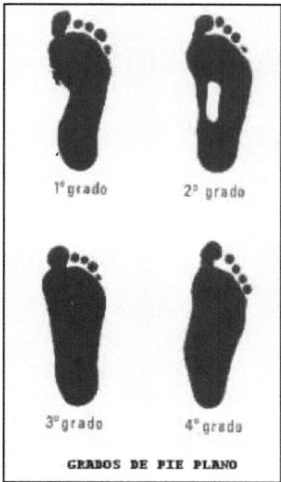

1er grado 2º grado

3er grado 4º grado

GRADOS DE PIE PLANO

Pericé AV. Quince lecciones sobre patología del pie: Springer Science & Business Media; 2000.

32

3.6.3 Patologías infecciosas

Numerosos gérmenes ocasionan lesiones en la piel, pero muchas veces, además, existe un contexto evocador y localizaciones a distancia. Se distinguen:

Verrugas: tumoración benigna y circunscrita de la piel y mucosas causada por el virus del papiloma humano (VPH), un papovavirus. Esta lesión se denomina "papiloma" cuando se produce en tejido mucoso y "verruga" se da en la piel.

De aspecto polimorfo, puede ser saliente o plana y frecuentemente cubierta de hiperqueratosis.

Su aparición es favorecida por la marcha con los pies descalzos por un suelo con riesgo de infección (vestuarios, piscinas) y por un déficit de inmunidad celular. La verruga plantar a menudo aparece en el antepié, en la zona de apoyo, o debajo del talón. En el borde externo del pie y los pulpejos de los dedos son las localizaciones menos frecuentes. La verruga es única o múltiple, unilateral o bilateral. Su tamaño varía desde una cabeza de alfiler hasta el de una moneda.

Tres signos son evocadores:

– La desaparición de surcos epidérmicos normales.

- La presencia de puntos negros después de la abrasión superficial.

- El dolor a la presión directa o pellizcar; también puede existir dolor al andar.

Parasitaciones por hongos: pueden dar lugar a múltiples cuadros clínicos que afectan a la piel (pie de atleta) y a las uñas (onicomicosis).

La tiña del pie es una dermatofitosis que se caracteriza por presentar eritema, maceración con posible formación de escamas y ampollas. La infección fúngica más común en el hombre y unas de las más prevalentes. El tipo de calzado el ocio y el deporte elevan el riesgo de infección.

Las sobreinfecciones bacterianas: son particularmente frecuentes, favorecidas por la penetración de cuerpos extraños, una uña encarnada, un hematoma subungueal, una callosidad mal manipulada, una flictena por frotación, una llaga, mordedura, picadura, etc.

La uña encarnada frecuente en los niños pequeños, puede ser motivo de dolor, y así mismo actuar como puerta de entrada de osteomielitis. Cuando aparecen los signos clásicos de una inflamación, también hay que pensar en un comienzo precoz de una artritis reumatoide.

La onicocriptosis es una alteración del aparato ungueal en la que la lámina lesiona el rodete periungueal por el continuo traumatismo que provoca su crecimiento. Es un trastorno común, que provoca dolor, inflamación, y limitación funcional.

La onicocriptosis puede estar provocada por múltiples causas:

- o Corte incorrecto de uñas
- o Hiperhidrosis
- o Calzado inadecuado
- o Traumatismos directos
- o Alteraciones biomecánicas
- o Curvaturas patológicas de la uña
- o Iatrogenias quirúrgicas
- o Sobrecarga ponderal
- o Formula digital egipcia
- o Hallux interfalángico

Existen diferentes estadios, y cabe destacar el siguiente algoritmo de actuación:

ONICOCRIPTOSIS

ESTADIO I *
- Tratamiento conservador Extirpación de espícula (granuloma), pediluvios, antisépticos, etc.
- Recidiva
  - Definitivo
  - ESTADIO III

ESTADIO II *
- Paciente sano → Fenol/NaOH
- Paciente diabético ASA II → Extirpación de espícula → • Suppan I • Fenol

ESTADIO III *
- Extirpación de espícula
  - • Fenol • Suppan I • Ogalla → Recidiva
  - • Winograd** • Fenol + Exéresis tejido granulación • Reconstr. estética → Recidiva
  - FROST • Uña plegada • Uña en pinza • Hipertrofia del cóndilo • Yatrogenias

ESTADIO IV y V
- Ablación ungueal parcial del borde o bordes afectos (sin matricectomía)
  - Onicocriptosis aguda → • Cultivo + Antibiograma • AB empírica***
  - Onicocriptosis crónica (más de 6 meses de evolución) → Radiografía • Cultivo + Antibiograma • AB empírica***
    - Ausencia de Osteítis/osteomielitis → AB específica
    - Signos radiológicos de osteítis/osteomielitis → Resección ósea con cultivo y antibiograma → AB específica****

ESTADIO II: SUPPAN I (no Fenol por onicólisis)
ESTADIO III: WINOGRAD con/sin remodelación ósea

• No es necesaria profilaxis antibiótica preoperatoria (PAB).

** PAB: Una dosis única por vía oral, 30-60 minutos antes de la cirugía en pacientes de riesgo (inmunodeprimidos, cardiópatas, individuos con artritis séptica previa tras colocación de prótesis y pacientes diabéticos insulinodependientes).

*** Tratamiento antibiótico (TAB): penicilinas (amoxicilina/amoxicilina-clavulánico, cloxacilina) durante 7-10 días además de la dosis de PAB preoperatoria.

**** TAB específico. Se recomienda administrar el tratamiento durante al menos 2 semanas antes de la cirugía.

En pacientes candidatos de alto riesgo con onicocriptosis en estadio IV o V debería administrarse PAB específica para prevenir una endocarditis bacteriana.

Nova AM. Podología: atlas de cirugía ungueal. 2ª edición. Ed. Médica Panamericana; 2015; 26.

3.6.4 El metatarso aducto

Es la deformidad más frecuente en el pie, pose una incidencia de 1:1000 recién nacidos vivos. El 4% tiene su origen hereditario y se caracteriza por una convexidad en el borde lateral de pie.

El metatarso aducto es una deformidad posicional intrauterina común. Se asocia con la displasia de cadera en un 2% de los casos. La deformación asienta en el antepié, que se desvía hacia adentro; todo el pie está aducido a nivel de la articulación tarsometatarsiana. El dedo gordo suele estar en varo, con una amplia brecha entre él y el segundo dedo. El musculo aductor del primer dedo está tenso. El retropié está en posición normal, la deformidad no es rígida. No hay contractura muscular.

Es una alteración frecuente, flexible y benigna. Se puede corregir fácilmente el antepié. El tratamiento incluye observación, ejercicios férula de refuerzo y zapatos correctores entre otros.

3.6.5 Alteraciones digitales

Pueden observarse alteraciones digitales por exceso (polidactilia) o por defecto (oligodactilia), por anomalías de dirección, aplasias o hipoplasias (braquilfalangias) o sindancitilias.

37

Consisten básicamente en una orientación anormal de los dedos, de origen mal conocido, sin malformación propiamente dicha. En otros casos aparecen verdaderas malformaciones.

Cuando son bien toleradas, no precisan tratamiento, pero para poder evitar la progresión de la enfermedad, se suelen indicar en ocasiones, ortesis, manipulaciones y vendajes.

Las alteraciones de los dedos que nos podemos encontrar, se pueden clasificar de diferentes maneras, así Rotes, define las clinodactilias como las desviaciones en aducción o en abducción de los dedos y clasifica las alteraciones en:

Quintus varus: se trata de una alteración relativamente frecuente; el quinto dedo está superpuesto al cuarto (supraductus) o escondido debajo (infraductus). Se produce por subluxación dorsomedial de la articulación metatarsofalángica del quinto dedo que está presente al nacer. El dedo se desplaza a dorsal y a proximal, aducido y rotado externamente, se apoya sobre el cuarto. Se puede indicar manipulación a padres y en ocasiones ferulizar.

Clinodactilias: son los llamados dedos varos. Suele asociarse al dedo en martillo. Muy frecuente en los pies reumáticos. Etiología: congénita (campodactilia), el síndrome de sobrecarga de los radios centrales, en el reumatismo. Las desviaciones laterales de los dedos son las causantes de las hiperqueratosis interdigitales (ojo de perdiz, callo en beso, ojo de gallo) con la simple resección de la porción distal de la falange de un solo dedo, se suprime la hiperpresión y se corrige la deformidad.

3.6.6 Osteocondrosis

Son procesos que cursan con inflamación y, en ocasiones, con necrosis de la epífisis o diáfisis del hueso en crecimiento. Su etiología es, probablemente, un defecto de la irrigación sanguínea local. En el pie del niño, las más frecuentes son las que afectan a los escafoides, metatarsianos y al calcáneo.

Enfermedad de Köhler I: es la escafoiditis tarsiana en el niño. Afecta a niños y niñas de edades comprendidas entre los 5 y 10 años y puede ser bilateral. Provoca ligera cojera, dolor y tumefacción del dorso del pie, y a la palpación del escafoides es dolorosa. Con frecuencia se asocia a un pie plano.

Radiológicamente el escafoides está más delgado, esclerosado y con densidad irregular. Para mejorar los síntomas están indicadas las plantillas para reducir excesiva pronación y proteger al navicular. Si el dolor es agudo, la inmovilización puede estar indicada, utilizando para ello férulas y ejercicios.

Enfermedad de Sever: se denomina enfermedad de Sever, apofisitis posterior del calcáneo u osteocondritis calcánea a la inflamación e irritación del cartílago de crecimiento del hueso calcáneo que cursa con dolor localizado en el talón. Existen diversos factores que condicionan su desarrollo, tales como la edad, el exceso deportivo, la retracción de la musculatura posterior de la pierna o un calzado inadecuado.

La enfermedad de Sever es una patología que afecta a niños de hasta 15 años, que además suelen practicar deporte y con una intensidad no adecuada a su edad. El paciente presenta normalmente el morfotipo de: varón, entre 8 y 13 años, con actividad deportiva diaria. Aunque es más común en niños, las niñas también presentan la enfermedad, pero la desarrollan un par de años antes, sobre los 6 y 9 años según el estudio de Krantz , ya que el inicio de la pubertad es más precoz que en los niños. Suele presentarse de forma unilateral en el mayor número de casos, coincidiendo con la pierna dominante, aunque no es rara la aparición bilateral.

Los signos radiográficos de los que hablamos y en los que sí que coinciden todos los autores son los siguientes: plurifragmentación del núcleo secundario en uno o más segmentos óseos y una imagen nebulosa y difusa en el cartílago de crecimiento, con bordes dentados e irregulares, como en "sacabocados", tanto en calcáneo como en la apófisis, que además, se encuentra alejada del primario.

Su tratamiento consiste en reducir la tracción del tendón de Aquiles sobre la epífisis del calcáneo en desarrollo, por lo que es adecuado el uso de una plantilla amortiguadora de los golpes y una almohadilla en el talón o talonera blanda para amortiguar el choque de talón; así como la rehabilitación de los músculos posteriores del pierna mediante masajes y estiramientos.

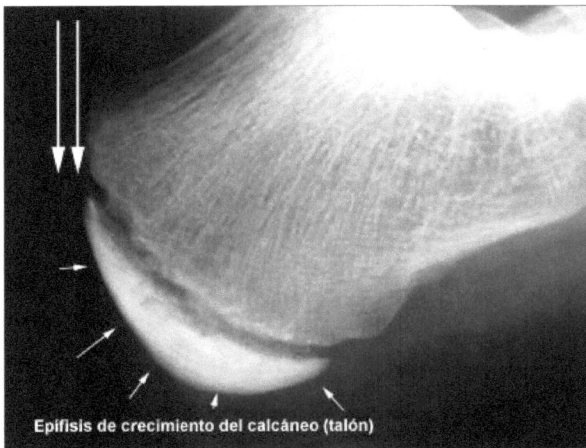

Epífisis de crecimiento del calcáneo (talón)

Gómez RS, de Bengoa Vallejo, Ricardo Becerro, Martín BG, Iglesias ÓÁ, Iglesias MEL. La enfermedad de Sever. El Peu 2007; 27(1):16-24.

4. Objetivos

Objetivo General

Conocer las necesidades reales de intervención de los podólogos en los colegios y centros educativos con un enfoque preventivo de enfermedades podológicas en edad escolar (3 a 12 años) mediante la educación a padres y madres de los escolares.

Objetivos específicos

Charla:

- Instruir a los padres y madres en beneficio de la salud podológica de sus hijos.
- Acercar la figura del podólogo/a a los colegios y centros educativos como otros profesionales que están más presentes (odontólogos, médicos, enfermeros...).
- Concienciar a los padres y madres de la importancia de la prevención de las enfermedades podológicas en edades tempranas.

Díptico:

- Citar a los padres en un lugar, fecha y hora concretos e informar de los temas a tratar.

- Marketing podológico.

Folleto de salud, tipo cómic:

- Hacer llegar el mensaje de prevención y promoción de la salud de los pies en los niños en edad escolar a través de los dibujos y viñetas.
- Enseñar mediante gráficos al profesional de la podología como el profesional al que hay que acudir en caso de presentar sintomatología podológica desde la infancia.
- Motivar a los niños/as a divulgar lo aprendido en su entorno social.

5. Materiales y métodos

5.1 La encuesta

La encuesta transversal es un diseño de investigación epidemiológica de uso frecuente. Se trata de estudios típicamente observacionales.

Los estudios de encuesta son un tipo de estudio descriptivo y, por lo tanto, su objetivo será el de ayudar a describir un fenómeno dado.

Los estudios de encuesta suelen ser, en muchas ocasiones, un primer contacto con la realidad que nos interesa conocer y de esto, posteriormente, se extrae un estudio en profundidad sobre el fenómeno educativo que se haya detectado por el estudio de encuesta.

Y es en el posterior estudio en el que se emplearán otras modalidades de investigación más adecuadas al objetivo que se pretenda en la investigación.

De modo que, los estudios de encuesta son propios de las primeras etapas del desarrollo de una investigación y con ellos recogemos datos que preparan el camino para nuevas investigaciones.

El diseño de una encuesta transversal debe considerar aspectos relacionados con la población que se estudiará, los sujetos de quienes se obtendrá información y la información que se busca captar.

Este tipo de investigación descriptiva es muy utilizada en el ámbito educativo quizá por su aparente facilidad en lo referente a su empleo. Dentro de la investigación por encuesta o estudios de encuesta se incluyen los estudios que emplean los cuestionarios y los que emplean las entrevistas como herramienta de recogida de datos.

Los estudios de encuesta son útiles para describir y predecir un fenómeno educativo y también son eficientes para obtener un primer contacto con la realidad a investigar o para estudios exploratorios.

Puesto que existen numerosas definiciones de estudios de encuesta, señalamos los aspectos propios de este tipo de estudios que nos ayudarán a obtener una definición, independientemente de la herramienta que utilicen para la recogida de datos.

Los rasgos propios de los estudios de encuesta son los siguientes:

– Permiten recoger información mediante la formulación de preguntas que se realizan a los sujetos en una entrevista personal, por teléfono o por correo.

- Pretenden hacer estimaciones de las conclusiones a la población de referencia a partir de los resultados obtenidos de la muestra.

Cuando se ponen en práctica los estudios de encuesta, podemos encontrar que la muestra seleccionada no sea el elemento clave en la investigación, sino que lo sea la descripción de la totalidad de la población. Y también se puede encontrar que algunas investigaciones utilicen diversos procedimientos de recogida de información.

A modo de conclusión decir que las encuestas transversales son un diseño de investigación ampliamente utilizado. Entre sus ventajas podemos mencionar su bajo costo y rapidez, ya que no requieren del seguimiento de los sujetos a estudio. No obstante, este diseño también tiene limitaciones como son: la imposibilidad de establecer causalidad, la falta de temporalidad en la asociación exposición-efecto, y la dificultad de establecer valores basales para su comparación entre poblaciones y periodos; y su limitada utilidad para estudiar enfermedades de corta duración o poco frecuentes.

En este estudio se trata de una encuesta: descriptiva, transversal, referida a hechos y opiniones, personal y autorellenable online a través de "Google forms" o a mano en formato papel A4. Quien la rellenaba online no entregaba el formato papel. Su finalidad es conocer los conocimientos previos de los padres en podología y sobre la profesión del podólogo y su interés en la salud de los pies de sus hijos para realizar una charla informativa y de alto interés focalizando bien los temas a tratar en base a las contestaciones recibidas.

La ética seguida en esta encuesta ha sido la siguiente:

- Participación voluntaria
- No perjudica a las personas participantes
- Anonimato y confidencialidad

No es necesario un consentimiento informado dado que las personas entrevistadas son todas mayores de edad, y se les asegura la confidencialidad de los datos obtenidos.

5.2 Ámbito de estudio

Han participado 52 padres y/o madres de niños/as en edad escolar según la LOMCE, y se excluyeron a 4 por no reunir los requisitos, son residentes en la localidad de Puerto de Sagunto (Valencia) pertenecientes a los siguientes colegios y/o centros académicos:

- Colegio público Nuestra Señora de Begoña (Carrer Progrés, 32, 46520, El Puerto, Valencia).
- Colegio público Maestro Tarrazona (Carrer Papa Alejandro VI, s/n, 46520 Port de Sagunt, Valencia).

- MJ & R English Centre (Carrer de Murillo, 8, 46520 Port de Sagunt, Valencia).

5.3 Tipo y periodo de estudio

o Se trata de un estudio descriptivo, transversal. La selección de sujetos se realizó por muestreo no probabilístico consecutivo.

o Del 01 de Febrero 2016 hasta el 15 de Marzo 2016

5.4 Criterios de inclusión/exclusión

o Padres/madres residentes en Puerto de Sagunto y tener hijos en edad escolar según LOMCE.

o Padres/madres que no residan en Puerto de Sagunto.

o Tener hijos con edad inferior a 3 años y no superior a 12 años.

o No tener hijos.

5.5 Selección de la muestra

Se eligieron 2 colegios públicos, uno en cada vértice del núcleo urbano y una academia de inglés que se encuentra en el centro de ambos.

Se realizó el reparto de encuestas en formato folio a pie de calle, así como la recogida de las mismas. Tenían la opción de enviar las contestaciones a través de "Google forms" y no entregarla a mano. Este programa tenía la característica de no admitir más de una respuesta por individuo.

No fue necesario consentimiento informado dada la mayoría de edad de los padres/madres encuestados. Pero sí en todo momento se aseguraba la confidencialidad y trato estrictamente para investigación de los datos recabados.

Participaron un total de 52 individuos y tras obtener las encuestas, se tuvieron en cuenta a 48 individuos ya que 4 no tenían los requisitos necesarios para el estudio.

5.6 Charla

El objetivo final es poder impartir una charla a padres y madres sobre promoción y prevención podológica en los colegios y centros afines al estudio planteado. Ya que es una manera de educar tanto a las familias como a los niños siendo estos los beneficiarios principales de dicho estudio.

Definimos la charla como una conferencia en tono informal o al menos en la rigidez que suele presidir una conferencia. Una charla se realiza en un ámbito más cercano al orador y al público y permite una mayor cercanía entre ambos. Es sabido que la máxima atención del público se obtiene los primeros 20 minutos. Las partes más complejas que exigen atención debe concentrarse en la primera mitad; la segunda mitad ha de ser más sosegada y utilizarse para ilustraciones y explicaciones con ejemplos. La proximidad entre el hablante y los oyentes puede permitir una mayor flexibilidad en el lenguaje y una mayor preparación del auditorio, siendo estos elementos los que mejorarán la comunicación.

5.6.1 Estructura de la charla

La charla (como elemento de intervención educativa) constará de las siguientes fases:

1) Presentación y primera toma de contacto con los padres/madres. Y explicación del objetivo de esta intervención educativa. (5 min)

2) En nuestro caso ya sabemos el tema a tratar por la encuesta previa que es "Enfermedades Podológicas más frecuentes en edad escolar" pero si no, sería un buen momento para repartir la encuesta pre-charla o también repartirla días antes para enfocar mejor el tema a abordar. Saber si les ha gustado la ci-

tación mediante díptico, si era aclaratorio, les gusta el diseño etc.

3) Realizamos la charla apoyándonos en imágenes y "Power point" mediante cañón digital o pizarra digital (dependiendo de los recursos del centro) y abordamos los temas: (17 min).

- Introducción sobre la figura del Podólogo y la Podología: ¿Qué es el Podólogo? ¿Cómo me puede ayudar?

- Informar sobre cuándo deben de llevar a sus hijos al podólogo. ¿Cuándo debo de llevar a mi hijo/a al Podólogo? ¿Cada cuánto tiempo debo llevarle a una revisión ordinaria?

- Explicación breve de signos y síntomas de las patologías:
  - Sever
  - Pie plano laxo infantil
  - Verruga plantar
  - Metatarso Abducto
  - Hiperhidrosis
  - Dermatomicosis y Onicomicosis

- Informar sobre los aspectos más importantes sobre calzado y material de los calcetines. ¿Es bueno que mi hijo lleve deportivas todos los días? ¿Los calcetines influyen en el sudor del pie?

- Reparto del cuestionario post charla y del comic para sus hijos/as. (3min)
- Dudas y preguntas. (5min)

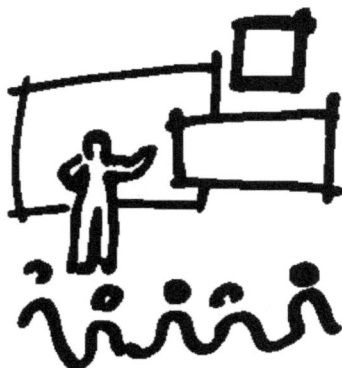

5.7 Folleto y díptico

Junto con el estudio se ha desarrollado un díptico y un folleto de salud tipo cómic que se darán en la charla. El primero para avisar a los padres de la fecha y contenido de la charla, y el cómic para hacer llegar también la información a los niños de una manera divertida a la vez que pedagógica.

Basándome en lo que dijo Pitágoras "Educad al niño y no será necesario castigar al hombre" y tomándome la libertad de versionar su frase digo "Educar a los padres y todo beneficio repercutirá en el niño".

Un folleto es un impreso de pocas hojas que se emplea con fines divulgativos o publicitarios. La palabra, como tal, proviene del italiano foglietto, diminutivo defoglia, que significa 'hoja'.

En este sentido, el folleto puede tener una finalidad informativa cuando se emplea para comunicar temas de interés a una comunidad. De hecho, antiguamente un folleto era una gacetilla escrita a mano donde se anotaban las noticias del día.

Actualmente, el Marketing y la Publicidad utilizan el folleto como un instrumento de promoción y publicidad para dar conocer al público las campañas, promociones, productos o servicios que ofrece determinada compañía.

La distribución de folletos, por su parte, puede realizarse mediante correo tradicional, encartándolo en una publicación periódica de gran circulación, o repartiéndolo en el mismo punto de venta a los clientes.

Los folletos, por lo general, se caracterizan contener textos breves escritos en un lenguaje simple y conciso que vienen acompañados de una gran variedad de recursos gráficos, como diseños, fotografías e infografías.

El cómic es un arte cuya finalidad consiste en elaborar una narración secuenciada a través de viñetas, dentro de las cuales se presentan dibujos (signos icónicos) acompañados generalmente de textos (signos lingüísticos) y manteniendo la interdependencia entre ambos. Es un medio de comunicación de masas, al igual que la prensa, el cine, la televisión...

Todas las empresas e instituciones sólidas cuentan con un sistema de folletos diseñados por expertos para promocionar sus actividades. De entre volantes y trípticos sobresalen los dípticos por su presencia, su elegancia y su efectividad. Ante todo, entonces, es preciso brindar una definición clara. Un díptico es un tipo de folleto particular, que se obtiene al plegar en dos una hoja de papel. Esto significa que los dípticos cuentan con cuatro caras o paneles, dos interiores y dos exteriores, si bien también existen variedades de dípticos que están plegados de modo tal que se obtienen ocho paneles, doce o aún más.

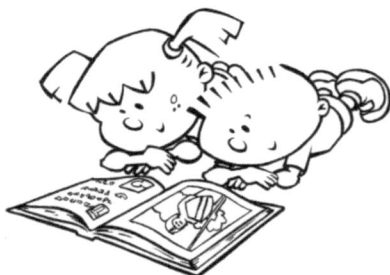

5.8 Idiomas del trabajo

Los idiomas utilizados en este estudio han sido mayoritariamente el castellano, seguido del inglés y el valenciano.

He realizado el cómic, díptico y charla en castellano pero sería posible y me encantaría poder hacerlo en otros idiomas como el inglés y el valenciano para el público interesado.

5.9 Estrategia de búsqueda bibliográfica

Para llevar a cabo esta obra he realizado una búsqueda bibliográfica a través de bases de datos como: "PubMed" y "Medline". Además de utilizar uno de los mayores portales bibliográficos de literatura científica hispana del mundo "Dialnet". También he utilizado el catálogo automatizado "Trobes" de la Universidad de Valencia, así como el buscador de las bibliotecas de la U. V. "Trobes plus" y "Google Académico". Asimismo he utilizado "Refworks" para la gestión de las referencias bibliográficas, que me ha permitido incorporar, organizar, exportar, y compartir las referencias bibliográficas. Además he realizado la Bibliografía de esta obra mediante el programa "Write-N-Cite" siguiendo la normas de Vancouver.

No ha sido una búsqueda fácil, ya que no hay muchos artículos ni libros sobre educación ni prevención de la salud Podológica en colegios y menos sobre educación a padres. Pese a ello los términos de búsqueda fueron: "Podiatry", "Infantile Podiatry", "Health education", "Health education programme", "Parental education".

Los operadores boleanos han sido "AND", "OR" y "NOT". Se han combinado las palabras clave (en inglés) con los conectores para poder encontrar artículos válidos para el objetivo del trabajo.

Cabe destacar que el conector "NOT" se ha intentado no utilizar demasiado para evitar confusiones en el buscador de base de datos, el conector "OR" se ha utilizado juntando palabras que significan casi lo mismo, y el conector "AND" se puede utilizar en todas las palabras para poder dar una mayor sensibilidad y especificidad a la búsqueda.

Tras varios cribados, de 60 referencias bibliográficas consultadas, he utilizado 25 en el desarrollo de este trabajo de las cuales:

- Artículos de revistas académicas/científicas: 12
- Libros: 11
- Tesis doctorales: 1

Los idiomas utilizados en la búsqueda bibliográfica han sido el inglés y el castellano.

5.10 Resultados

De los 48 padres/madres encuestados el 58% tiene 2 hijos, el 34% tiene un hijo único, y el 8% tiene 3 hijos.

Figura 1.Número de hijos por encuestado/a

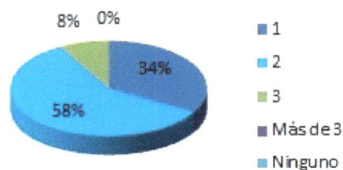

8% 0%
34%
58%

- 1
- 2
- 3
- Más de 3
- Ninguno

El 96% de los encuestados conocen la figura del podólogo/a.

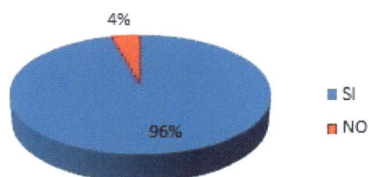

4%

96%

- SI
- NO

Las edades de los hijo/as de los encuestados oscilan entre:

El 29% tiene entre 6 y 8 años.

Otro 29% entre 8 y 10 años.

Un 23% entre 3 y 6 años.

Un 20% entre 10 y 12 años.

Figura 2 Saber si conocen la figura del podólogo

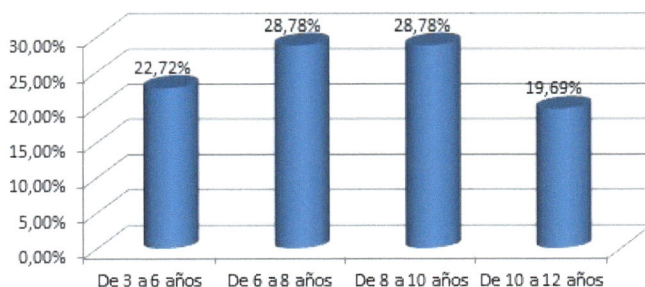

30,00%
25,00%
20,00%
15,00%
10,00%
5,00%
0,00%

22,72%   28,78%   28,78%   19,69%

De 3 a 6 años   De 6 a 8 años   De 8 a 10 años   De 10 a 12 años

Figura 3.Edades de los hijos/as de los encuestados/as

57

El 87 % de los encuestados es conocedor de que la Podología es una carrera universitaria.

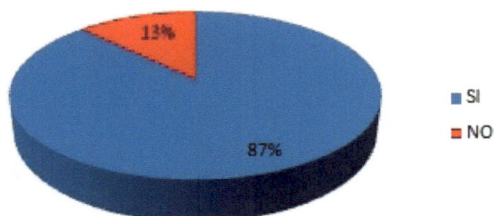

Figura 4. Conocimientos sobre la carrera de podología

Un 42% de los encuestados es sabedor de la duración de la titulación de grado en Podología frente a un 37% no lo sabe, un 17% creía que era una diplomatura y un 4% pensaba que era una formación profesional.

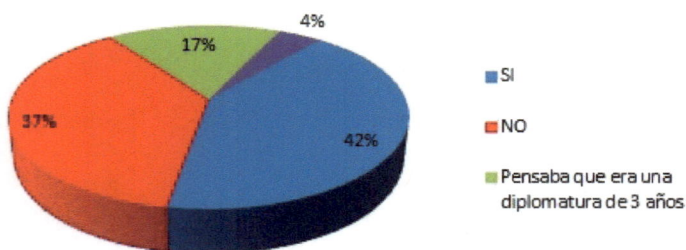

Figura 5. Conocimientos sobre la duración del Grado en Podología

58

El 73% de los encuestados sabe que el especialista del pie es el podólogo, respecto al 27% que lo desconoce.

El 52% de los padres/madres saben que el podólogo receta frente a un 48% que no lo sabe.

¿Sabía usted que según la R.A.E. se define podólogo como: el especialista en...

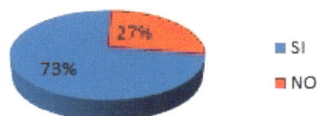

Figura 6.Definición de la R.A.E

¿Sabía usted que el podólogo, como el odontólogo y el médico puede...

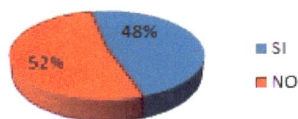

Figura 7. Conocimientos sobre receta podológica

Al 50% de los hijos/as le han dolido los pies en alguna ocasión, y a un 46% nunca. Tan solo a un 4% frecuentemente.

A su hijo/a. ¿le han dolido alguna vez los pies?

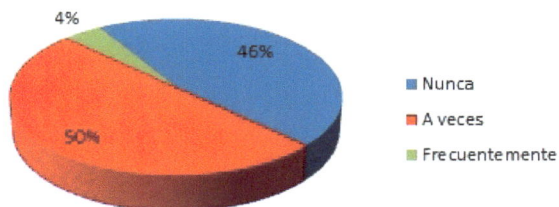

Figura 8.Frecuencia de dolor en los pies a los hijos/as de los encuestados/as

59

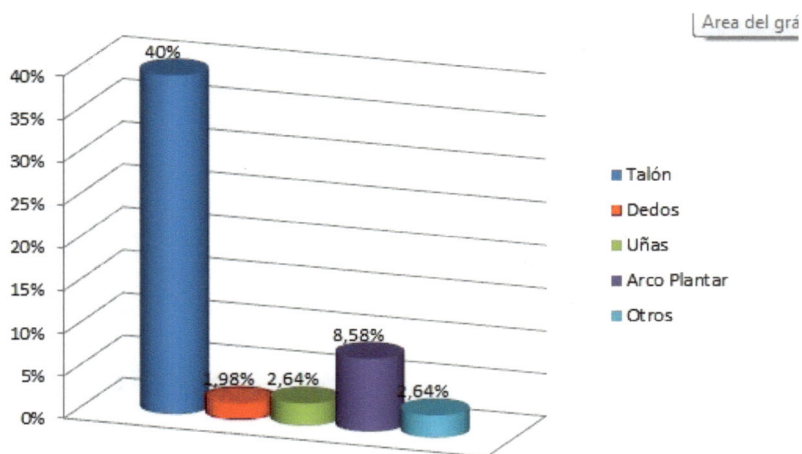

Figura 9. Localización anatómica del dolor en el pie de los hijos/as de los encuestados/as

De un total de 56 niños: un 9% le duele en el arco longitudinal interno, a un 40% en el talón, a un 3% en las uñas, a un 2% en los dedos y en otros lugares a un 3

El 96% de los hijos/as de los encuestados realizan algún deporte.

Figura 10.Si los hijos/as hacen deporte

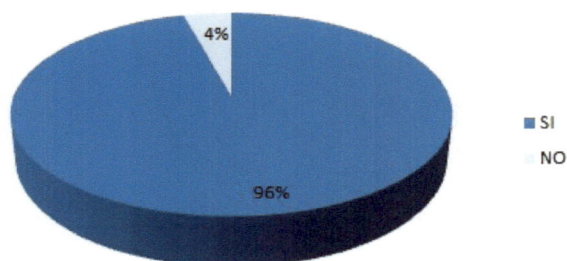

60

La frecuencia con la que lo practican (46 niños/as) es de: un 46% 2 veces a la semana, un 30% 3 veces a la semana, un 11% más de 4 veces por semana, y un 13% 4 veces a la semana.

Figura 11.Frecuencia con la que hacen deporte los hijos/as de los encuestados/as

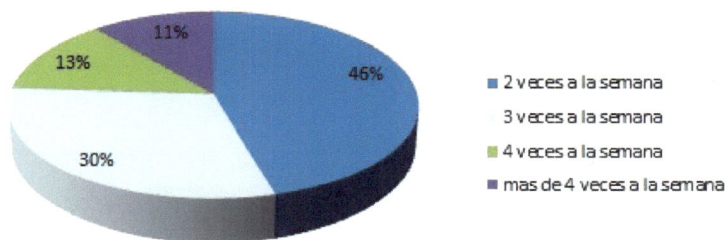

La mayoría de los hijos/as practican natación 50%, seguido de futbol 31%, baloncesto 27%, otros 22%, ballet/danza 11%, Atletismo 4%.

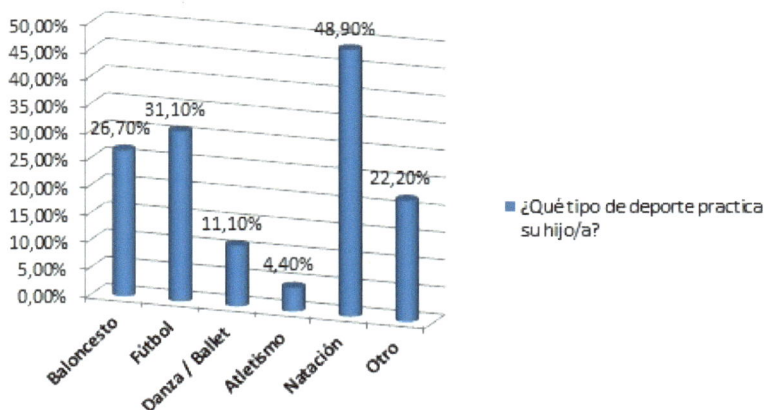

Figura 12.Tipo de deporte que practican los encuestados/as

El 73% de los encuestados ha llevado a sus hijos/as al podólogo en alguna ocasión. El 27% no.

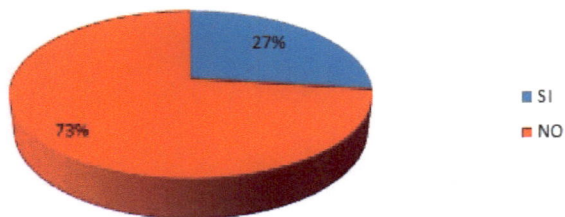

Si los hijos/as han tenido algún problema en las uñas lo han llevado a: el pediatra un 56%, al podólogo un 34%, 9% a otros. Nadie lo ha llevado a una estetición 0%.

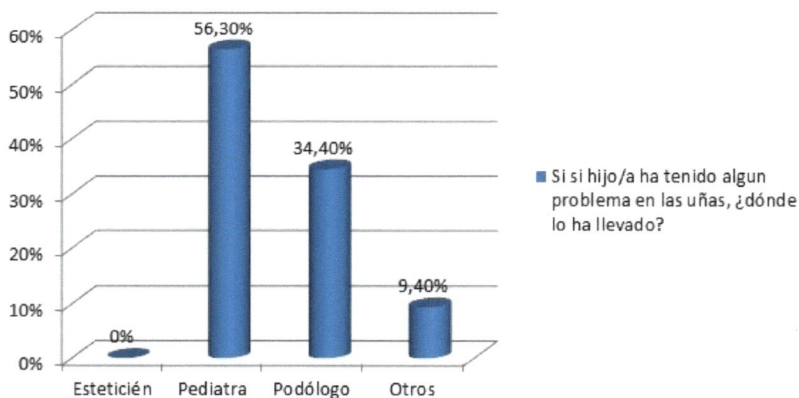

Figura 14. Profesionales donde han llevado a sus hijos por dolencia ungueal

El 50% de los niños/as en edad escolar calzan diariamente zapatos de piel y zapatillas de deporte. Y el 44% solo zapatillas de deporte, el 4% zapatos de polipiel y zapatillas de deporte, y un 2% solo zapatos de polipiel.

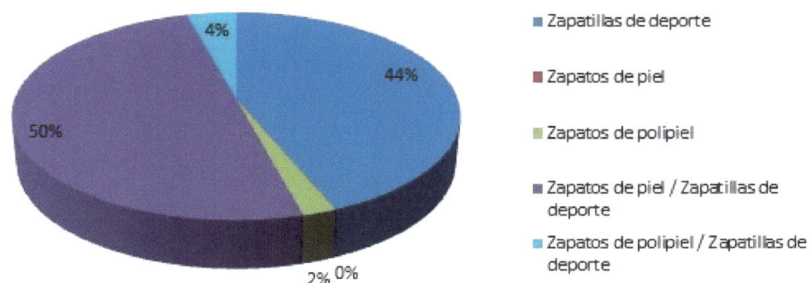

- Zapatillas de deporte
- Zapatos de piel
- Zapatos de polipiel
- Zapatos de piel / Zapatillas de deporte
- Zapatos de polipiel / Zapatillas de deporte

Figura 15.Tipo de calzado de uso diario

El 38% de los hijos/as de los encuestados/as gastan un calcetín 100% composición en algodón, un 33% gasta calcetines con mezcla de tejidos sintéticos y naturales, un 29% desconoce la composición.

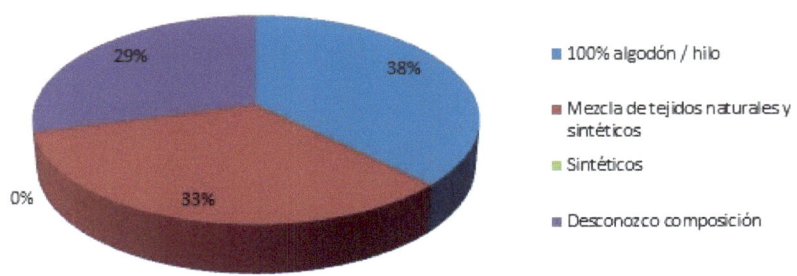

- 100% algodón / hilo
- Mezcla de tejidos naturales y sintéticos
- Sintéticos
- Desconozco composición

Figura 16.Material de los calcetines de uso diario

63

El 88% de los hijos/as de los encuestados/as no utilizan soportes plantares.

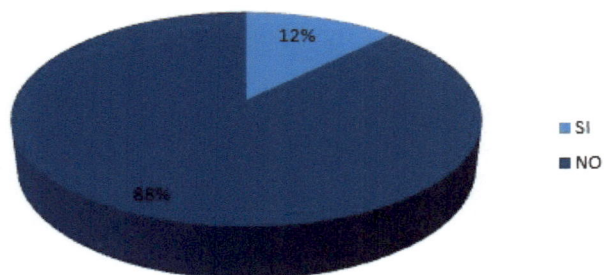

Figura 17.Utilización de soportes plantares

El 43% de los padres/madres encuestados/as compraron en la farmacia las ortesis plantares, un 29% en una ortopedia y a un 28% se las hizo a medida un podólogo.

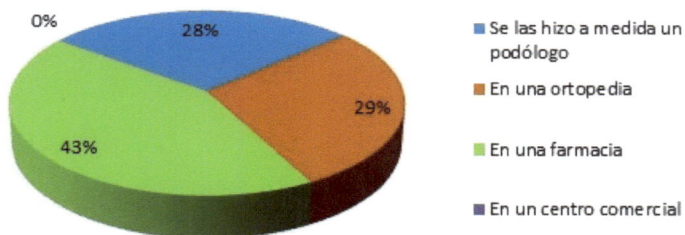

Figura 18.Donde compran las plantillas en caso de necesitarlas

64

Al 100% de los padres/madres encuestados/as les parecería interesante que diera una charla en el colegio de sus hijos/as sobre cómo cuidar los pies, de manera gratuita.

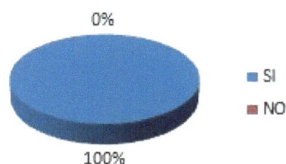

Al 96% de los padres/madres encuestados/as están de acuerdo, mediante consentimiento informado previo, de que se le haga una valoración podológica y biomecánica a su hijo/a, en la que gratuitamente se le diese un diagnostico e indicara si necesita tratamiento podológico. Un 4% no está de acuerdo.

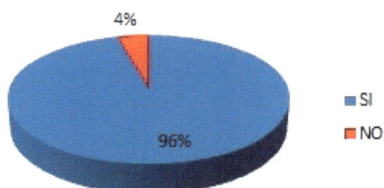

0%

■ SI
■ NO

100%

Figura 19.Interés en recibir charla gratuita

4%

■ SI
■ NO

96%

Al 46% de los padres/madres encuestados/as les gustaría que durase la charla 30 minutos, al 42% 45 minutos, al 12% de 60 minutos.

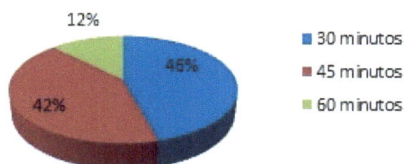

12%

46%

42%

■ 30 minutos
■ 45 minutos
■ 60 minutos

Figura 21.Interés en la duración de la charla

Al 100% de los padres/madres encuestados/as les gustaría que diésemos unas recomendaciones básicas de salud tipo folleto para ellos y sus hijos.

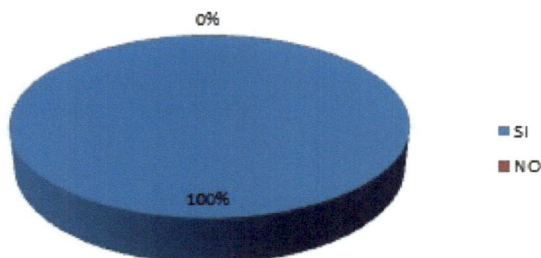

En orden de preferencia los temas sobre los que les gustaría recibir información a los padres/madres encuestados/as son:

1°) Enfermedades podológicas más frecuentes en edad escolar

2°) Signos y síntomas (picor, dolor...)

3°) Tipos de calzado según deportes

4°) cuidados del pie diabético en edad escolar

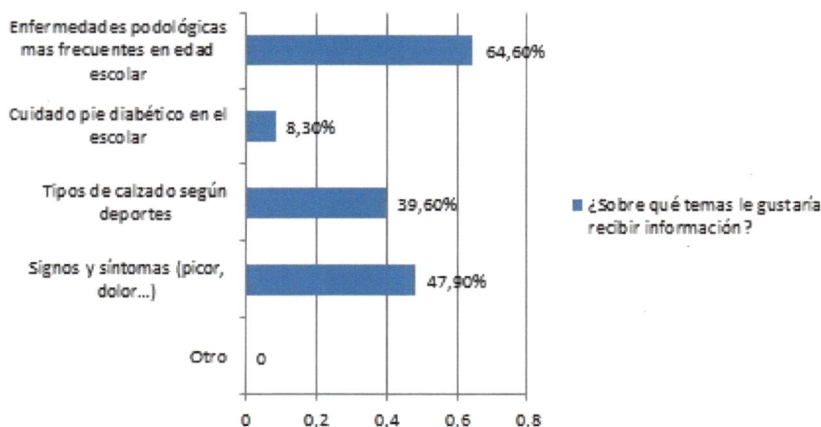

Figura 23.Temas de mayor interés para la charla

66

6. Discusión

De los 52 padres/madres encuestados fueron válidos 48 encuestas dados los criterios de exclusión:

- Que padre/madre residan en Puerto de Sagunto.
- Que tengan hijos en edad escolar (3 a 12 años).

De los resultados obtenidos entendemos que la mayoría de encuestados/as tiene 2 hijos de media con una edad escolar que oscila entre los 6 y 10 años de edad.

En el grupo de población a estudio, me sorprende gratamente sus conocimientos sobre Podología: La gran mayoría de encuestados/as (87 %) son conocedor de que la Podología es una carrera universitaria. Un 42% de los encuestados es sabedor de la duración de la titulación de grado en Podología frente a un 37% no lo sabe, un 17% creía que era una diplomatura y un 4% pensaba que era una formación profesional. El 73% de los encuestados sabe que el especialista del pie es el podólogo, respecto al 27% que lo desconoce. El 52% de los padres/madres saben que el podólogo receta frente a un 48% que no lo sabe. Dados estos resultados sería un tema interesante a aclarar. Habría que valorar el nivel de estudios de los encuestados.

Siendo que al 50% de los hijos/as le han dolido los pies en alguna ocasión, y a un 4% frecuentemente. A la mayoría les duele en la zona del talón seguida del arco longitudinal interno. Es un dato sobre el que debemos trabajar y mejorar. Además si han tenido algún problema ungueal los han llevado antes al pediatra que al podólogo (a este en segunda instancia antes que a otros profesionales).

Casi la totalidad de los niños (96%) practica algún deporte entre 2 y 3 veces a la semana siendo 2 veces por semana la media ms alta en este grupo. Los deportes que practican por orden de preferencia y teniendo en cuenta que hay niños que realizan varios y diferentes a lo largo de la semana son: natación, futbol, baloncesto, otros, ballet y atletismo.

De los 66 niños solo el 12% lleva ortesis plantares, y han sido compradas en primer lugar en farmacia, ortopedia y por último se las ha hecho a medida un podólogo. A este hecho hay que añadir que en la población donde se ha efectuado el estudio hay 18 farmacias, 1 ortopedia y 7 clínicas podológicas.

En cuanto a la composición de los calcetines hay quien lo tiene muy claro (un 38% de los hijos/as de los encuestados/as los gastan de algodón 100%, un 33% con mezcla de tejidos sintéticos y naturales) pero hay un 29% desconoce la composición y es un tema interesante a aclarar en la charla.

Se observa que el 50% de los niños/as en edad escolar calzan diariamente zapatos de piel y zapatillas de deporte. Y el 44% solo zapatillas de deporte, el 4% zapatos de polipiel y zapatillas de deporte, y un 2% solo zapatos de polipiel. Habría que saber si los niños/as de las encuestas si van a colegio público o privado ya que la gran mayoría de las encuestas son procedentes del centro académico "MJ&R English Centre" frente a los 2 colegios públicos.

Al 100% de los padres/madres encuestados/as les parecería interesante que diera una charla en el colegio de sus hijos/as sobre cómo cuidar los pies, de manera gratuita.

Al 96% de los padres/madres encuestados/as están de acuerdo, mediante consentimiento informado previo, de que se le haga una valoración podológica y biomecánica a su hijo/a, en la que gratuitamente se le diese un diagnostico e indicara si necesita tratamiento podológico.

Al 100% de los padres/madres encuestados/as les gustaría que diésemos unas recomendaciones básicas de salud tipo folleto para ellos y sus hijos.

Dados los resultados el tema a desarrollar en la charla por decisión de la mayoría es: "Enfermedades más frecuentes en edad escolar"

De acuerdo a los resultados se planifica una temporalización de la charla de 30 minutos.

Habría que mejorar:

- La muestra, ya que es un grupo muy heterogéneo, no queda bien definida las necesidades concretas de cada colegio ni del centro académico.
- La charla queda estructurada, pero no ha podido llevarse a cabo en este periodo por la heterogeneidad de la muestra.
- Saber el estado socio-económico de los padres.
- No existe evaluación post charla para saber la opinión de los padres.

Desde mi humilde opinión propongo:

- Llevar a cabo la charla ya estructurada.
- Realizar una encuesta inicial como la de esta obra y una encuesta tras la charla para evaluar y poder mejorar, saber si ha gustado el cómic y el díptico o no.
- A raíz de esta idea, no solo nos limitaríamos a colegios públicos o privados y academias, sino que podríamos realizarla en

ludotecas o librerías educativas donde se hacen cuentacuentos y algunos profesionales también dan charlas y se dan a conocer.

- Crear herramientas para evaluar si ha aumentado la población infantil que va al podólogo tras las charlas, lectura del cómic, etc.

- Valorar la asistencia e interés en temas de educación para la salud de los pies.

- Proponer a los diferentes Ayuntamientos, Conselleria de Sanitat, que aprueben la figura del podólogo en centros escolares al igual que la del odontólogo con temas de salud bucodental y/o enfermeras y médicos sobre temas de salud sexual entre otros.

7. Conclusiones

Siendo que al 50% de los hijos/as de los encuestados/as le han dolido los pies en alguna ocasión, y a un 4% frecuentemente. A la mayoría les duele en la zona del talón seguida del arco longitudinal interno , y casi la totalidad de los niños (96%) practica algún deporte entre 2 y 3 veces a la semana (siendo 2 veces por semana la media más alta en este grupo) y los deportes que practican son: natación, futbol, baloncesto, otros, ballet y atletismo:

Solo el 27% de los encuestados ha llevado a su hijo/ a al podólogo.

De los 66 niños solo el 12% lleva ortesis plantares, y han sido compradas en primer lugar en farmacia, ortopedia y por último se las ha hecho a medida un podólogo. A este hecho hay que añadir que en la población donde se ha efectuado el estudio hay 18 farmacias, 1 ortopedia y 7 clínicas podológicas oficiales.

Cabe destacar el gran interés del 100% de los padres en que se realice una charla gratuita, se les dé comic y folletos y en definitiva se les explique aclare y forme en temas de Educación para la Salud en Podología. Y es ahí en esa buena predisposición donde no deja lugar a dudas que tiene que intervenir la figura del Podólogo.

72

Considero que dado de que se ejerce la podología exclusivamente a nivel privado, sean los padres en primera instancia los receptores de la información podología en pro de la de la salud de los pies sus hijos ya que estas son los responsables de la decisión de llevarlos o no a según qué profesional sanitario.

8. Bibliografía

- Costa M, López E. Educación para la salud: una estrategia para cambiar los estilos de vida. Madrid: Pirámide; 1996.

- Domínguez Maldonado G. Actuaciones terapéuticas de podología física en las afecciones podológicas más comunes en la infancia. Revista Española de Podología 2006; 17(6):268-273.

- Galván JR. Detección precoz y confirmación diagnóstica de alteraciones podológicas en población escolar 2007.

- Galván JR, Campos, María de las Mercedes Lomas, Camuña LM, de la Peña, Raquel García. Bases para implantar un programa de promoción de la salud podológica en la población escolar. Revista española de podología 2006; 17(6):274-284.

- García García I. Promoción de la salud en el medio escolar. Revista española de Salud pública 1998; 72(4):285-287.

- García IG, de Bengoa Vallejo, Ricardo Becerro. Podología preventiva en el niño de edad preescolar y escolar. El Peu 2001; 21(3):129-137.

- Gómez RS, de Bengoa Vallejo, Ricardo Becerro, Martín BG, Iglesias ÓÁ, Iglesias MEL. La enfermedad de Sever. El Peu 2007; 27(1):16-24.

- González A, Calleja V, López L, Padrino P, Puebla P. Los estudios de encuesta. Métodos de Investigación en Educación Especial.UAM.7p 2009.

- Hernández Ávila M, Instituto Nacional de Salud Pública. Epidemiologia: diseño y análisis de estudios. Buenos Aires etc.: Médica Panamericana; 2007.

- Manes JM. Marketing para instituciones educativas. : Ediciones Granica SA; 2005.

- Molina JT, Fernández MR, García MH, Ajuria AF, García-Marcos A. Educación para la salud en escuelas de adultos: ¿por medio del profesor o mediante charla de educación sanitaria? Atención primaria 2000; 25(4):242-247.

- Nova AM. Podología: atlas de cirugía ungueal. 2ª edición. Ed. Médica Panamericana; 2015.

- Organización Mundial de la Salud, Organización Panamericana de la Salud. Educación para la salud. Washington: Oficina Sanitaria Panamericana; 1978.

- Organización Mundial de la Salud. Constitución de la Organización Mundial de la Salud. Preludio. Conferencia Sanitaria Internacional de Nueva York. 1946.

- Pericé AV. Quince lecciones sobre patología del pie: Springer Science & Business Media; 2000.

- Ramos J. Detección Precoz y confirmación diagnóstica de alteraciones podológicas en la población escolar 2007.

- Ramos-Galván J, Álvarez-Ruiz V, Tovaruela-Carrión N, Mahillo-Durán R, Gago-Reyes F. Impacto poblacional de un programa de salud escolar podológica. Gaceta Sanitaria 2016.

- Requeijo Constenla AM. Estudio epidemiológico de la patología podológica en la edad escolar. 2015.

- Sáez Cárdenas S. Promoción y educación para la salud: conceptos, metodología, programas. Lleida: Milenio; 2001.

- Sáez Cárdenas S, Marqués Molias F, Guayta R, Universitat Oberta de Catalunya. Métodos y medios en promoción y educación para la salud. 1a ed. Barcelona: Uoc; 2004.

- Turner WA, Merriman LM. Habilidades clínicas para el tratamiento del pie. : Elsevier; 2007.

- Viladot A. Estudio de la marcha normal y patológica. Viladot R, Cohi O, Clavell S.Ortesis y prótesis del aparato locomotor.

– Villalbí JR. Promoción de la salud basada en la evidencia. Revista Española de Salud Pública 2001; 75(6):489-490.

– Zalacain A, Ogalla JM, Briones VG. Atlas y sinopsis de enfermedades cutáneas del pie: Edikamed; 2008.

Páginas web consultadas

– http://turismo.sagunto.es/index.php?option=com_content&task=view&id=106&Itemid=109

– http://www.mecd.gob.es/servicios-al-ciudadano-mecd/dms/mecd/servicios-al-ciudadano-mecd/catalogo/general/educacion/998188/ficha/2014-Sistema-educ-EEOOII-/2014-Sistema-educ-EEOOII%20.pdf

– http://www.cgcop.es/descarga/160322Nota-prensa-Colegio-Oficial-Podo%CC%81logos-ruedines.pdf

– http://www.significados.com/folleto/

– www.refworks.com

– www.trobes.uv.es

– https://dialnet.unirioja.es/

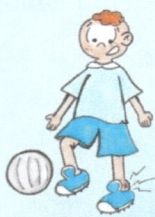
Esguince

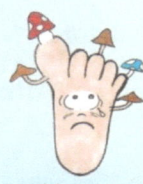
Hongos

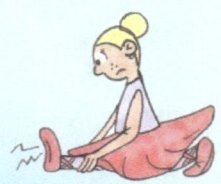
Fascitis plantar

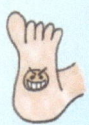
Verruga plantar

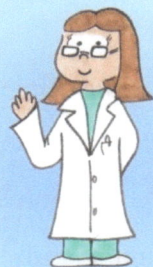
PODÓLOGA

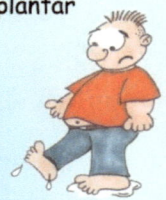
Hiperhidrosis

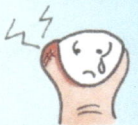
Uña encarnada

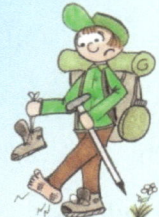
Callosidades

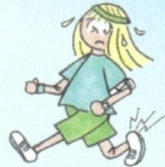
Talalgia

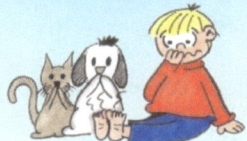
Mal olor

¡¡¡ El **PODÓLOGO** cuida tus pies !!!

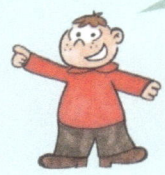
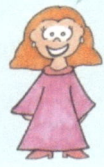
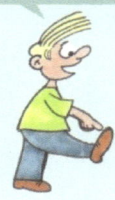

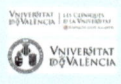

www.ingramcontent.com/pod-product-compliance
Lightning Source LLC
Chambersburg PA
CBHW041714200326
41519CB00001B/154